BEI GRIN MACHT SICH IHR WISSEN BEZAHLT

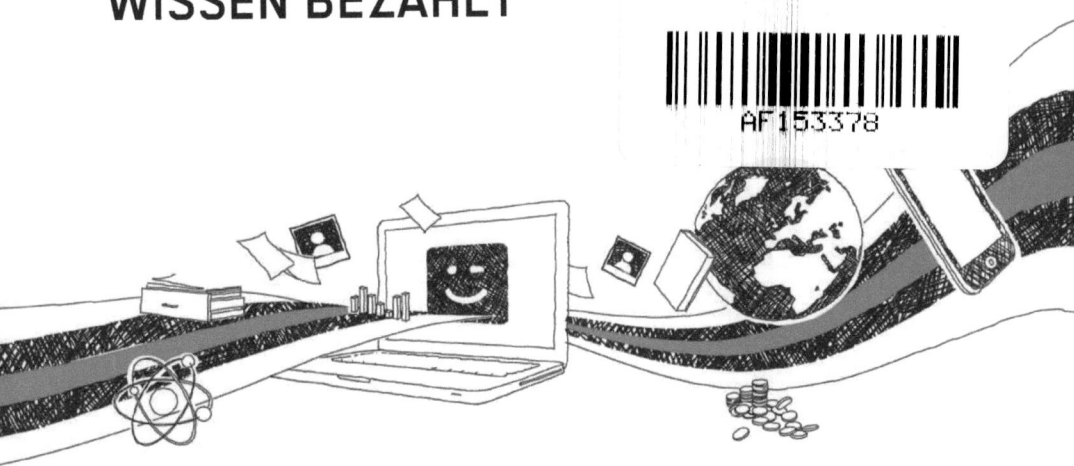

- Wir veröffentlichen Ihre Hausarbeit, Bachelor- und Masterarbeit

- Ihr eigenes eBook und Buch - weltweit in allen wichtigen Shops

- Verdienen Sie an jedem Verkauf

Jetzt bei www.GRIN.com hochladen und kostenlos publizieren

GRIN ☺

Fachpflegegeleitetes Weaning auf der Intensivstation in Deutschland. Rechtsgrundlagen und internationaler Vergleich

Johannes-Maximilian Brede

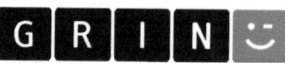

Bibliografische Information der Deutschen Nationalbibliothek:

Die Deutsche Nationalbibliothek verzeichnet diese Publikation in der Deutschen Nationalbibliografie; detaillierte bibliografische Daten sind im Internet über http://dnb.d-nb.de abrufbar.

ISBN: 9783346708939
Dieses Buch ist auch als E-Book erhältlich.

© GRIN Publishing GmbH
Nymphenburger Straße 86
80636 München

Druck und Bindung: Books on Demand GmbH, Norderstedt Germany
Gedruckt auf säurefreiem Papier aus verantwortungsvollen Quellen

Das vorliegende Werk wurde sorgfältig erarbeitet. Dennoch übernehmen Autoren und Verlag für die Richtigkeit von Angaben, Hinweisen, Links und Ratschlägen sowie eventuelle Druckfehler keine Haftung.

Das Buch bei GRIN: https://www.grin.com/document/1264016

Berliner Bildungscampus für
Gesundheitsberufe gGmbH

„Lehrgang zur Heranbildung von Krankenschwestern, Kranken-
pflegern, Kinderkrankenschwestern und Kinderkrankenpflegern
in der Intensivmedizin und Anästhesie"

Rechtsgrundlagen für ein fachpflege-
geleitetes Weaning auf der
Intensivstation in Deutschland und im
internationalen Vergleich

Facharbeit
Weiterbildung: Anästhesie und Intensivmedizin Kurs WB A&I
2020-2
Lehrgangsleitung: Romy Flotow

vorgelegt von:
Johannes-Maximilian Brede

Inhaltsverzeichnis

1. Einleitung

Diese Facharbeit widmet sich dem Thema „Rechtsgrundlagen für ein fachpflegege-leitetes Weaning auf der Intensivstation in Deutschland und im internationalen Vergleich". Die zentrale Frage lautet, inwieweit qualifizierte Fachpflegekräfte auf deutschen Intensivstationen eigenständig endotracheal intubierte Patienten in den Weaningprozess überführen und extubieren dürfen. Besondere Beachtung im Vergleich zu anderen Ländern finden dabei die zunehmende Übertragung ärztlicher Tätigkeiten als Vorbehaltsaufgaben, das protokollbasierte Abtrainieren vom Respirator als fachpflegerische Aufgabe sowie die vergleichende Betrachtung der weiterführenden Qualifikation von Intensivfachpflegekräften in Deutschland und international.

Pflegekräften auf deutschen Intensivstationen werden trotz ihrer hochspezialisierten Ausbildung im Rahmen der Fachweiterbildung deutlich weniger Kompetenzen zugesprochen als im globalen Vergleich (vgl. Keienburg, C. 2016, S. 310). Stattdessen werden diese in ärztlicher Hand belassen, da eine gesetzliche Absicherung im Sinne einer Handlungsautonomie der Pflege gänzlich fehlt (vgl. Achterfeld, C. 2014, S. 75). Gerade erfahrene und fachweitergebildete Pflegekräfte im intensivstationären Setting wünschen sich mehr Autonomie und Handlungsspielraum im Zusammenhang mit medizinischen Entscheidungen (vgl. DGF, DIVI 2021). Als frustran werden vor allem die gesetzlich nicht geregelte Übernahme heilkundlicher Tätigkeiten als Vorbehaltsaufgabe und nicht entsprechende Anerkennung empfunden, insbesondere im Zusammenspiel mit dem prekären Personalmangel in der Pflege auf Intensivstationen (DGF, DIVI 2021, DBfK 2021 und Achterfeld, C. 2014, S. 256).

Durch die besondere Nähe und aufmerksame Beobachtung der Patienten durch Intensivpflegekräfte können unnötig lange Beatmungszeiten verhindert und das generelle Outcome der Patienten verbessert werden. Deshalb bietet sich ein fachpflegege-leitetes Weaning mit anschließender Extubation an, wie es beispielsweise in Großbritannien (vgl. Anderson, O'Brien 1995), der Schweiz (vgl. Thorens et al. 1995), Frankreich (vgl. Tonnelier 2005) und Italien (vgl. Villa et al. 2012) bereits üblich ist. Studien belegen, dass dies die Verweildauer der Patienten auf der Intensivstation reduziert, beatmungsinduzierte Pneumonien vermindert und zur Kostenreduktion beiträgt (Ley 2012, S. 2). Vor allem aber fühlen sich Pflegende durch die damit einhergehende Zunahme an Verantwortung aufgewertet und in ihrer Fachkompetenz bestätigt (vgl. Nydahl, P., Rothaug, O. 2010, S. 75). Die Grundlage hierfür bilden Weaning-Protokolle und SOPs, die in den letzten Jahren international vermehrt als sichere Option für Patienten im Rahmen des fachpflegegeleiteten Weanings verstanden werden (vgl. Blackwood et al. 2014).

Die Grundlage dieser Facharbeit bildet eine freihändische internationale Literaturrecherche nach vereinheitlichten und systematisierten Guidelines, Richtlinien oder

Protokollen zum fachpflegegeleiteten Weaning im intensivmedizinischen Setting. Es erfolgt eine literaturgebundene Zusammenfassung der dem Autor vorliegenden Fachliteratur, Rechtsquellen und Studien.

In der nachfolgenden Arbeit wird zur Wahrung der Übersichtlichkeit und Lesbarkeit ausschließlich die männliche Schreibweise verwendet, die beide Geschlechter einschließt.

2. Begriffsdefinitionen und vorauszusetzendes Fachwissen

Dieses Kapitel soll eine Vorstellung davon vermitteln, welche speziellen fachlichen Voraussetzungen erforderlich sind, um die Expertise zum Weaning und zur Extubation zu erlangen. Hierzu gehören sowohl umfangreiches theoretisches und praktisches Hintergrundwissen zu den physiologischen und pathophysiologischen Vorgängen einer Erkrankung, die zur Beatmungspflicht führen, als auch Kenntnisse von Beatmungsformen und -steuerung sowie gerätetechnisches Wissen und die Fähigkeit, Untersuchungsergebnisse sicher interpretieren und selbstständig und eigenverantwortlich beatmete Patienten versorgen zu können. Überdies müssen Notfallsituationen identifiziert und entsprechende Maßnahmen eingeleitet werden können (vgl. Keienburg, C. 2016, S. 312).

Zwei zentrale Begriffe, die im fachlichen Kontext regelmäßig Anwendung finden, sind Weaning und Extubation. Um ein einheitliches Begriffsverständnis als Grundlage für die weitere Bearbeitung des Themas zu ermöglichen, werden diese nachfolgend erklärt. Da auch das Fachwissen für die Sedierungssteuerung, das Schmerzmanagement und die Kenntnis möglicher Komplikationen bei der Extubation Voraussetzung für ein erfolgreiches Weaning sind, werden diese Sachgebiete ebenfalls in Kurzform erläutert.

2.1. Weaning

In der Fachliteratur wird der Begriff Weaning übergreifend mit der „Übertragung der Atemarbeit und der Atemregulation vom Beatmungsgerät auf den Patienten" (Oczenski 2012, S. 394) gleichgesetzt. Es fallen weiterhin die Begriffe des Abtrainierens von bzw. des Reduzierens der maschinellen Beatmung, sodass der Patient eigenständig das selbstständige Atmen übt, also selbstständig einen gewissen Anteil der Atemarbeit leistet. Von Bedeutung ist hierbei die Zeitdauer der Entwöhnung von der Beatmung. Diese ist abhängig von der Schwere von Grund- und Begleiterkrankungen, Alter des Patienten, Dauer und Invasivität der Beatmungstherapie sowie der Erfahrung des Behandlungsteams (vgl. Schäfer et al. 2019, S. 198).

Grundsätzlich ist das Ende der Weaning-Phase dadurch gekennzeichnet und als erfolgreich anzusehen, wenn der Patient „ohne maschinelle Atemhilfe über mindestens 48 Stunden spontan atmen kann und keine Zeichen der respiratorischen Erschöpfung zeigt" (Oczenski, 2012, S. 395). Das Weaning beinhaltet „den gesamten Prozess von der kontrollierten Beatmung bis zur Spontanatmung (...) sowie die Extubation (vgl. Hintzenstern, U., Bein, T. 2007, S. 114).

2.2. Voraussetzungen für ein erfolgreiches Weaning

Im Verlauf des Weanings muss der Patient zunehmend mehr eigene Atemarbeit leisten. Für diese Entwöhnung mittels gesteigerter Spontanatmung und Reduktion des Anteils der Atemarbeit durch den Respirator wurden Kriterien entwickelt, um dem Patienten frustrane Entwöhnungsversuche, Erschöpfung und eine mögliche Reintubation mit den damit verbundenen Risiken zu ersparen. Die zentralen Begriffe hierbei sind respiratorische Erschöpfung oder inspiratorische Muskelermüdung (vgl. Schäfer et al. 2019, S. 199). Folgende Kriterien bilden die Grundlage für den Beginn der Weaning-Phase (Schönhofer et al. 2019, S. 33) und zeigen eine generelle Weaning-Bereitschaft bzw. Entwöhnbarkeit von der Beatmung an; auch bezeichnet als „readiness to wean" (Schäfer et al. 2019, S. 199):

- *Base Exzess $\leq$ 5 mval/l*
- *p_aO_2/ $FiO_2 \geq$ 150 mmHg*
- *p_aO_2 > 60 mmHg und $S_aO_2 \geq$ 90% bei $FiO_2 \leq$ 0,4*
- *PEEP $\leq$ 8 mmHg*
- *P_aCO_2 < 55, pH > 7,3*
- *Atemfrequenz <25-35/ Min. AZV > 5ml/kg/KG*
- *RSBI (AF/ V_{tidal}) < 105*
- *Keine Sedierung oder adäquate Funktion unter Sedierung (RASS 0/-1)*

Um ein Übersteigen der erforderlichen Atemarbeit über die Leistungsfähigkeit des Patienten hinaus und eine daraus resultierende Erschöpfung des Patienten zu vermeiden, müssen alle Faktoren optimiert werden, die dies beeinflussen können.

Die nachfolgend aufgeführten allgemeinen Weaning-Kriterien sind für jeden Patienten in intensivmedizinischer Behandlung während der Entwöhnung von der Beatmung anzustreben (vgl. Oczenski 2012, 396ff):

- *Adäquate Lungenfunktion (Atemmechanik, Gasaustausch)*
- *Adäquater zerebraler Funktionszustand (gezielt kontaktierbar, Kooperationsfähigkeit, Motivation, kein delirantes Zustandsbild)*
- *Stabile Herz-Kreislauf-Funktion*
- *Ausgeglichene bzw. negative Flüssigkeitsbilanz*
- *Intakte Magen-Darm-Motilität*

- *Ausgeglichener Säure-Basen- und Elektrolythaushalt*
- *Stabile Stoffwechselsituation (adäquater Ernährungszustand)*
- *Ausreichende Mobilisation*
- *Miteinbeziehen der Angehörigen in die Weaning-Phase*

2.3. Beatmungssteuerung

Bei der maschinellen Beatmung auf Intensivstationen werden die kontinuierliche Ableitung von EKG, Pulsoximetrie, Blutdruck und die Auswertung von Blutgasanalysen (BGA) in einem regelmäßigen Zeitintervall als Mindestanforderungen [an Intensivpflegekräfte – Anm. d. Verf.] angesehen. Die entnommenen BGAs liefern kombiniert mit dem klinischen Bild des Patienten wichtige Indikationen für die Beatmungssteuerung. Hiernach werden die zugeführte Sauerstoffmenge (FiO_2), die Atemfrequenz und das Tidalvolumen individuell angepasst (vgl. Trummer, G., 2011, 282f.).

2.4. Schmerzmanagement

Eine der wichtigsten Aufgaben im Rahmen des Weanings von Intensivpatienten stellen das Erfassen von Schmerz und die Einleitung einer adäquaten Schmerztherapie durch Intensivpflegekräfte dar. Ein umfassendes Wissen zur Pathophysiologie von Schmerz und dessen Ursachen sowie die Möglichkeiten der pharmakologischen und nicht pharmakologischen Therapie bilden hierbei die Grundlage (vgl. Teising, D., Tönsfeuerborn, H. 2021, S. 147-161).

Für eine an die individuelle Situation angepasste Schmerztherapie von Patienten auf der Intensivstation stehen mehrere Analgesieverfahren zur Verfügung. Die Erkenntnisse über Physikochemie, Pharmakokinetik und -dynamik von Analgetika sind nicht problemlos auf kritisch kranke Intensivpatienten übertragbar. Als Goldstandard für die Verabreichung systemisch wirksamer Analgetika beim Intensivpatienten gilt zur Sicherung eines schnellen und zuverlässigen Wirkungseintritts, unabhängig von Resorptionsstörungen, die intravenöse Gabe. Zur Beurteilung der Schmerzintensität bei sedierten und beatmeten Patienten bietet sich die Behavioral Pain Scale (BPS) an, die auf der (Fremd-) Beurteilung des Gesichtsausdrucks, der Bewegungen der oberen Extremitäten und der Adaptation an das Beatmungsgerät basiert (vgl. Trojan, S., Wappler, F. 2011, S. 249-257). Das Analgesie-Ziel sollte <6 sein (vgl. Spies et al. 2013, S. 43).

Deutsche Fachgesellschaften setzen aufgrund der hohen Bedeutung von Schmerztherapie und Sedierung in der Intensivmedizin die Nutzung der S3-Leitlinie „Analgesie, Sedierung und Delirmanagement in der Intensivmedizin" voraus (vgl. DGAI, DIVI 2021).

Item	Beschreibung	Punkte
Gesichtsausdruck	entspannt teilweise angespannt stark angespannt grimassieren	1 2 3 4
Obere Extremität	keine Bewegung teilweise Bewegung anziehen mit Bewegung der Finger ständiges Anziehen	1 2 3 4
Adaptation an das Beatmungsgerät	toleriert Beatmung seltenes Husten kämpfen mit dem Beatmungsgerät kontrollierte Beatmung nicht möglich	1 2 3 4
		Summe

Abbildung 1: Behavioral Pain Scale (BPS), Quelle: Trojan, S., Wappler, F. 2011, S. 255

Rechtlich gesehen ist auf anästhesiologisch geführten Intensivstationen der Anästhesist in Zusammenarbeit mit dem Operateur für die postoperative Schmerztherapie zuständig. Der jeweils leitende Arzt trägt also die ärztliche und rechtliche Verantwortung. Es gelten in diesem Setting jedoch die Grundsätze der strikten Arbeitsteilung und der Vertrauensgrundsatz im Rahmen der interdisziplinären Delegation von ärztlichen Tätigkeiten auf nicht-ärztliches Personal. Intensivpflegekräfte haben also nach dem Prinzip der Eigenverantwortung für die leistungs- und sorgfaltsgerechte Durchführung der übernommenen Maßnahmen zur Schmerztherapie einzustehen (vgl. Niesel, H., 2003, S. 129).

2.5. Extubation
Der Begriff Extubation wird in der Fachliteratur als das Entfernen eines Beatmungsschlauchs bzw. Endotrachealtubus beschrieben, wenn der Patient nicht länger auf diesen angewiesen und vom Beatmungsgerät entwöhnt ist. Erst wenn der Patient über einen eigenen, spontanen Atemantrieb ohne Erschöpfung, einen stabilen Kreislauf, eine Normothermie sowie einen nicht gestörten pulmonalen Gasaustausch verfügt, kann die Extubation erfolgen. Als Kontraindikationen gelten das Nicht-Vorhandensein von Husten- oder Schluckreflex. Weiterhin muss der Patient erweckbar und eine Kontaktaufnahme möglich sein (vgl. Ullrich, L. et al. 2010, S. 144).

Bei der Extubation ist das Erkennen von Risikofaktoren für eine Reintubation sehr wichtig, um frühzeitig gegensteuern zu können. Häufige Gründe für das Weaning-Versagen (auch im Rahmen der nicht-invasiven Beatmungstherapie, NIV) sind die ausgeprägte Bronchialsekretion, psychomotorische Agitation und Patienten-Ventilator-Asynchronität. Diese sind bei vorhandener Expertise des Personals und unter Beachtung der allgemeinen Weaning-Kriterien jedoch gut beherrschbar (vgl. Geiseler, J., Kelbel, C., 2016, S. 211).

Die häufigsten Komplikationen nach der Extubation sind Atemwegsobstruktionen. Diese können reflektorisch als Laryngospasmus, traumatisch als Larynxödem oder Stimmbandlähmung, als Druckschäden durch den Tubus oder Cuff oder durch Fremdkörper (Gewebe, Blutkoagel, Tamponaden, Zähne) verursacht werden. Der Laryngospasmus stellt als natürlicher Abwehrmechanismus bei Fremdkörperreizen die häufigste Ursache von Atemwegsobstruktionen dar. Zur Prophylaxe können oropharyngeales Absaugen, Entfernen des Tubus und die medikamentöse Dämpfung der Reflexe mittels beispielsweise Lidocain dienen. In Zusammenhang mit einer schwierigen Extubation oder exzessivem Absaugen sind auch traumatische Komplikationen zu beachten (vgl. Scherer, R. et al. 2000, S. 70-71). Besonderes Augenmerk bei der Extubation gilt außerdem einer möglichen Bronchoaspiration (vgl. Müller, E., Baumhöfener, I. 2000, S. 268). Zusätzliche Vorkehrungen müssen getroffen werden, wenn ein schwieriger Atemweg besteht (vgl. „At-risk algorithm" der Difficult Airway Society 2011).

3. Darstellung der Rechercheergebnisse

In diesem Kapitel werden die Rechercheergebnisse zum Thema Respirator-Weaning und Extubation durch Pflegekräfte vorgestellt. Ausgehend von den in Deutschland geltenden gesetzlichen Grundlagen werden die Möglichkeiten und Grenzen der Delegation ärztlicher Leistungen sowie die Implementierung fachlicher Kompetenzen in die Weiterbildung von Intensivpflegekräften behandelt.

Es erfolgt ein vergleichender Überblick über die Befähigung von Fachpflegekräften im internationalen Setting und Entwicklungen zu dieser Thematik in Deutschland.

In Deutschland werden zum derzeitigen Stand bereits Kompetenzkataloge für die Weiterbildung von Intensivpflegekräften nach auf europäischer Ebene geregelten Levels erarbeitet (vgl. Busch, J., Wohlgehagen, J. 2014). Dazu wurden die Ergebnisse mehrerer internationaler Studien und Fachliteratur zusammengetragen und analysiert, um die mögliche Realisierung eines fachpflegegeleiteten Weanings in Deutschland zu stützen.

Abschließend werden die Situation der zunehmenden interdisziplinären Zusammenarbeit, Delegation und Übernahme ärztlicher Aufgaben durch Intensivpflegekräfte beleuchtet. Die besondere Expertise von Intensivfachpflegekräften und die Evidenz von Protokollen und Guidelines beim Weaning werden in den Fokus gestellt.

3.1. Rechtsgrundlagen und fachpflegerische Kompetenzen

Vor dem Hintergrund der sich aus der jeweiligen Ausbildung ergebenden haftungs-rechtlichen Verantwortungen werden nachfolgend die ärztlichen Kernkompetenzen den pflegerischen Kompetenzen gegenübergestellt. Ein besonderes Augenmerk liegt auf den Kompetenzen von Intensivpflegekräften hinsichtlich der Ausweitung ihrer Handlungsfelder. Angesichts der von Fachorganen im Rahmen des arbeitsteili-gen Zusammenwirkens mit nicht-ärztlichen Berufsgruppen ausdrücklich erwünsch-ten Substitution ärztlicher Leistungen wird insbesondere die fehlende Normierung der delegationsfähigen Tätigkeiten in Deutschland beleuchtet.

3.1.1. Ärztliche Kernkompetenz

Die deutsche Rechtsprechung teilt die Verantwortung für die Behandlung und Pflege von Patienten in Krankenhäusern eindeutig dem Arzt zu. Er trägt die Hauptverant-wortung und diese ist nicht teilbar (§28 Abs. 1 (1) SGB V, sowie §613 (1) BGB). Weiterhin ordnet das SGB im Sinne des Grundsatzes zur persönlichen Leistungser-bringung ganz konkret einen ärztlichen Vorbehalt an, indem §15 Abs. 1 (1) SGB V verlangt, dass die ärztliche Behandlung von Ärzten erbracht wird. Überdies stellt die (Muster-) Weiterbildungsordnung der Bundesärztekammer das Atemwegsmanage-ment, dessen technische Maßnahmen sowie die Ausleitung der Anästhesie und die damit verbundene postoperative Patientenversorgung und Schmerztherapie (vgl. Bundesärztekammer 2018, S. 30ff.) in den ärztlichen Aufgabenbereich. Sowohl die Beatmungsentwöhnung vom Respirator als auch die anschließende Extubation ge-hören somit auf Grundlage der im Vorhinein genannten Quelle in den direkten Auf-gabenbereich der Ärzte.

3.1.2. Pflegerische Kompetenzen und ärztliche Delegation

Die Ausbildung zur Pflegefachkraft erfolgt in Deutschland basierend auf dem Gesetz über die Berufe in der Krankenpflege (Krankenpflegegesetz KrPflG) und im Zuge der Reform der Pflegeberufe seit dem 01.01.2020 auf Grundlage des Pflegeberufe-gesetzes (PflBG): Nur wer bestimmte Voraussetzungen erfüllt, ist berechtigt, die entsprechende Berufsbezeichnung zu führen.

Die Ausbildung vermittelt die „erforderlichen fachlichen und personalen Kompeten-zen [...] zur Erhaltung, Förderung, Wiedererlangung oder Verbesserung der physi-schen und psychischen Situation der zu pflegenden Menschen" (§5 (1) und (2) PflBG). Hiernach sind Pflegefachkräfte insbesondere dazu befähigt, eigenständig Pflegebedarfe zu erkennen sowie Pflegemaßnahmen zu planen und durchzuführen. Dies gilt insbesondere auch für ärztlich veranlasste Maßnahmen (vgl. §5 (3) 2

PflBG). Besondere Beachtung wird der interdisziplinären Zusammenarbeit mit anderen Berufsgruppen zur Entwicklung und teamorientierten Umsetzung „individueller, multidisziplinäre(r) und berufsübergreifende(r) Lösungen bei Krankheitsbefunden und Pflegebedürftigkeit" geschenkt (§5 (3) 3 PflBG).

Der Rahmenberufsordnung für professionell Pflegende folgend, die am 18.05.2004 vom Deutschen Pflegerat verabschiedet wurde, sind Pflegende dazu verpflichtet, „ihren Beruf entsprechend dem allgemein anerkannten Stand pflegewissenschaftlicher, medizinischer und weiterer bezugswissenschaftlicher Erkenntnisse auszuüben" (§2 (1) Deutscher Pflegerat e.V. 2004). Dies schließt auch die Pflicht zur Fortbildung ein, „um ihre Qualifikation dem jeweils aktuellen Wissensstand anzupassen". Sie tragen hierbei Sorge dafür, „dass sie ihre (...) berufsfachlichen Kompetenzen kontinuierlich weiterentwickeln" (§3 (6) Deutscher Pflegerat e.V. 2004).

Gerade im Bereich der Intensivmedizin existieren vor dem Hintergrund haftungsrechtlicher Verantwortung Befähigungsnachweise („Spritzenscheine" – Anm. d. Verf.) für ärztlich delegierbare Tätigkeiten. Diese stellen eine organisatorische Möglichkeit dar, „die Qualifikation einzelner Pflegekräfte für bestimmte ärztlich delegierbare Tätigkeiten formal festzulegen" (Höfert, R. 2011, S. 52). Hierzu gehören laut Auslegung des Pflegeberufegesetzes unter anderem auch intravenöse Injektionen, das Legen von arteriellen Zugängen sowie damit verbundene vorbereitende Tätigkeiten. Eine Ausweitung auf die Entwöhnung vom Respirator mit anschließender Extubation wird nicht explizit genannt. In jedem Fall müsste der Arzt sich jeweils individuell von der Qualifikation der jeweiligen Pflegeperson überzeugen und trägt die Anordnungsverantwortung; die Pflegeperson trägt die Durchführungsverantwortung (Höfert, R. 2011, S. 93). Die Übernahme solcher Tätigkeiten durch und auch deren Überantwortung an Pflegende ist potentiell nicht unproblematisch und oftmals haftungsrechtlich risikobehaftet. Dieser Umstand kann durch Standards und Dienstanweisungen bzw. -vereinbarungen, die durch die Einrichtungen zu erarbeiten und zu verantworten sind, vereinfacht werden, um allen Beteiligten ein klares Procedere vorzugeben (vgl. Höfert, R. 2011, S. 93-94). Es besteht sogar die Möglichkeit der Vereinbarung einzel- oder kollektivvertraglicher direktionsrechterweiternder Klauseln. Solche Delegationsdienstvereinbarungen wurden in den letzten Jahren bereits an verschiedenen Kliniken geschlossen (vgl. Achterfeld, C. 2014, S. 78-79).

3.1.3. Kompetenzen von Intensivpflegekräften

Das Arbeitsumfeld der Intensivmedizin ist ein Gebiet, in dem Ärzte und Pflegefachkräfte eng miteinander vernetzt sind. Basierend auf der gemeinsamen Verantwortung für den Patienten entwickelte sich die Aufgabenteilung zwischen Arzt und Pflege in den letzten Jahrzehnten nachhaltig (vgl. Wanka, K. 2005 und Ley, C. 2012).

Dies hielten auch die Deutsche Gesellschaft für Anästhesiologie und Intensivmedizin und der Berufsverband Deutscher Anästhesisten in ihrer Entschließung vom 11.12.2007 fest, indem sie es als ein Charakteristikum der Intensivmedizin ansehen, dass „Ärzte und Pflegekräfte (…) bei der Behandlung besonders eng zusammenarbeiten" (DGAI, BDA 2007 in A&I 2019, S. 4). Allein durch die achtstündige Anwesenheit am Patientenbett können Pflegekräfte auf Intensivstationen die Situation der in ihrer Obhut befindlichen Patienten oftmals sehr viel differenzierter und mit häufig längerer klinischer Erfahrung, als der diensthabende Arzt einschätzen (vgl. Wanka, K. 2005, S. 40-42). Die Übernahme von ärztlichen Tätigkeiten wie das Verabreichen von Injektionen und Infusionen, die Schmerztherapie und insbesondere die Bedienung und Überwachung von Respiratoren können (und dürfen) sie im Sinne der Patientenorientierung häufig besser und umsichtiger leisten (vgl. DGAI, BDA 2019, S. 5).

Im Folgenden werden die hierzu derzeit in Deutschland vorliegende Situation und die gesetzlichen Gegebenheiten näher beleuchtet.

Ausgehend vom Pflegeberufegesetz und der im vorangegangenen Kapitel aufgeführten Pflicht zur Fort- und Weiterbildung, sind die Fachweiterbildungen für Intensivpflegekräfte in Deutschland durch Landesverordnungen geregelt oder orientieren sich an den Empfehlungen der Deutschen Krankenhausgesellschaft (DKG) (vgl. Busch, J., Wohlgehagen, J. 2014, S. 145-150). Die jeweiligen Weiterbildungs- und Prüfungsordnungen (WPO) der Bundesländer bilden die Grundlage, nach denen die Lehre in den Medizinalfachberufen inhaltlich strukturiert wird.

Die zeitliche Aktualität der WPOs der Bundesländer variiert sehr stark; so findet beispielsweise die Berliner WPO in ihrer letzten und aktuell gültigen Form vom 15.01.1985 Anwendung (vgl. GVBl Berlin, 1985), die Brandenburger WPO datiert auf den 11.06.2008 (vgl. GVBl Brandenburg, 2008). Eine Sonderstellung nimmt die Landesverordnung von Schleswig-Holstein ein, indem sie die Intensiv- und Anästhesiepflege innerhalb einer modularisierten Fachweiterbildung trennt (vgl. WBIuA-VO, 2020). Auch der Umfang der praktischen Weiterbildung sowie die Priorisierung der Themenauswahl innerhalb der Fachweiterbildungsstätten unterscheiden sich und sind nicht einheitlich geregelt (vgl. Busch, J., Wohlgehagen, J. 2014, S. 146).

Ungeachtet dessen formulieren die exemplarisch zitierten WPOs direkt im jeweiligen §1 den Zweck der Weiterbildung zusammengefasst mit der Vermittlung von Kenntnissen und Fähigkeiten an Krankenschwestern und -pfleger zur besonderen Befähigung der Übernahme von speziellen Tätigkeiten in der Intensivmedizin und Anästhesie.

Laut einer repräsentativen Befragung zur Situation der Pflege und Patientenversorgung auf Intensivstationen im Krankenhaus, die bereits im Jahr 2012 vom Deutschen Institut für angewandte Pflegeforschung e.V. mit Leitungskräften von Intensivstationen durchgeführt wurde, spiegelt sich deutlich wider, dass bereits eine Ausweitung der Handlungsfelder von Fachpflegekräften auf Intensivstationen existiert, die deutlich über die Inhalte der Weiterbildung der Fachpflege hinausgeht (vgl. Isfort, M. et al. 2012). Pflegekräfte auf Intensivstationen übernehmen heutzutage bundesweit weitaus mehr Verantwortung im Weaning-Prozess der beatmungspflichtigen Patienten als ihnen berufsrechtlich zugestanden wird (vgl. Keienburg, C. 2016, S. 310). Die Befragung von Isfort et al. (2012) stellt die derzeitige Wirklichkeit in der Intensivpflege realistisch dar: so wurde bereits 2012 nur zu einem geringen Teil von Ärzten allein entschieden, ob ein Patient extubiert werden kann (40,0%), umintubiert werden muss (36,9%) oder ob die Analgosedierung angepasst werden kann (24,2% bzw. 17,3%). Diese Entscheidungen, die nach Einschätzung der Befragten überwiegend von Ärzten und Pflegekräften gemeinsam getroffen werden, sind längst kein Einzelfall mehr. Es ist festzuhalten, dass die angesprochenen Tätigkeiten bezüglich des Aufgabenzuschnitts auf abgestuften Qualifikationsniveaus in den Weiterbildungsordnungen für die Intensivpflege bisher nicht verankert sind (vgl. Wortha-Hoyer, J., 2018, S. 65-69). Somit ist die Übernahme derartiger Tätigkeiten durch Fachpflegekräfte, aber auch die Delegation durch Ärzte haftungsrechtlich und bezüglich der Patientensicherheit nicht unproblematisch.

3.1.4. Normierung der delegationsfähigen Tätigkeiten

Dem Deutschen Sozialgesetzbuch folgend trägt die Hauptverantwortung für die Behandlung und Pflege von Patienten in Krankenhäusern eindeutig der Arzt (§28 Abs. 1 (1) SGB V). Laut allgemeiner Ansicht in Literatur und Rechtsprechung ist es jedoch weder fachlich noch rechtlich erforderlich, dass der behandelnde Arzt höchstpersönlich bei der Bereitstellung seiner Leistung tätig wird. Er kann aber die Möglichkeit nutzen, Teile seiner Verpflichtung auf qualifiziertes, nicht-ärztliches Personal zu delegieren und sie durch diese erbringen zu lassen, sofern sie nicht „gerade dem (Fach-) Arzt eigene Kenntnisse und Kunstfertigkeiten voraussetzt" (Bundesgerichtshof 1975, S. 10). Probleme hinsichtlich der interprofessionellen Zusammenarbeit auf Intensivstationen bereitet die Tatsache, dass von Seiten des Gesetzgebers eine Normierung der delegationsfähigen Tätigkeiten weitestgehend fehlt, wie auch der Umfang an Tätigkeiten, die Ärzte durch andere Personen durchführen lassen dürfen. Hierbei mangelt es an einer klaren Grenzziehung, inwieweit Fachgesundheits- und Krankenpfleger in der Intensivpflege und Anästhesie ärztliche Tätigkeiten übernehmen dürfen und welche Qualifikationen hierfür nötig sind (vgl. Achterfeld, C. 2014, S. 36-41).

Basierend auf einer gemeinsamen Stellungnahme der Bundesärztekammer, der Kassenärztlichen Vereinigung und des Spitzenverbandes der gesetzlichen Krankenversicherungen wurde bereits 1988 ein Leitfaden entwickelt, der das arbeitsteilige Zusammenwirken mit nicht-ärztlichen Berufsgruppen ausdrücklich anerkennt. Angesichts der Erweiterung der Delegation und Substitution ärztlicher Leistungen wurde er im Jahr 2008 aktualisiert und im Anschluss an das Inkrafttreten des „Pflege-Weiterentwicklungsgesetzes" (PfWG) angepasst (vgl. Bundesärztekammer und Kassenärztliche Bundesvereinigung 2008). Besonders die Differenzierung zwischen „nicht delegationsfähigen" und „im Einzelfall delegationsfähigen" Tätigkeiten ist Kernpunkt dieser Stellungnahme. Da jedoch die jeweilige Qualifikation des Delegationsempfängers zu beachten ist und eine generelle fachspezifische Konkretisierung den gesetzlichen Rahmen sprengen würde, formulierten diverse medizinische Fachgesellschaften eigene Stellungnahmen für ihr jeweiliges Fachgebiet (DIVI 2014, DGAI und BDA 2019).

3.2. Fachpflegerische (Weaning-) Expertise im internationalen Vergleich

Um die auf den Weaning-Prozess bezogenen Handlungskompetenzen von Fachpflegenden auf deutschen Intensivstationen, wie von der DIVI und Müller-Wolff et al. (2019) gefordert, zu stärken, bedarf es konkreter Vorgaben wie SOPs (vgl. Achterfeld, C., 2014, S. 75-80 und 255ff.), Guidelines oder Weaning-Protokolle. Diese Feststellung wird nachfolgend mit Aussagen von Fachkollegen aus internationalen Studien sowie neueren Veröffentlichungen aus Deutschland gestützt.

Sheila Goodman (2006) hebt in ihrer Veröffentlichung „Implementing a protocol for weaning patients off mechanical ventilation" die deutlich gestärkte Autonomie und den Entscheidungsfreiraum der Intensivpflegekräfte als signifikanteste Verbesserung nach der Entwicklung eines Weaning-Protokolls in einem allgemeinen Bezirkskrankenhaus (Anm. d. Aut.: West Suffolk Hospital, Großbritannien), hervor. Das Protokoll diente den Pflegekräften überdies als Hilfsmittel, um fachlich fundierte Diskussionen über den Weaning-Prozess mit dem ärztlichen Personal zu führen.

White et al. (2011) fassten in ihrem systematischen Literaturreview zusammen, dass der Einsatz von Weaning-Protokollen zudem zu einer generellen Verbesserung des Gesundheitszustandes von Patienten und der Reduktion der mit mechanischer Ventilation verbundenen Ressourcen und Kosten führte.

Ungeachtet der bereits im Jahr 2001 veröffentlichten Empfehlungen von MacIntyre et al., die die Entwicklung und den Einsatz von Weaning-Protokollen stärkstens empfehlen, mussten Blackwood et al. (2014) später feststellen, dass diese innerhalb ihres internationalen Studienvergleichs in vielen Fällen in den Kliniken nicht vorhanden sind.

Unabhängig von der zahlreich vorliegenden Evidenz des Nutzens von Weaning-Protokollen, Guidelines u.ä., um die Patientenversorgung und Behandlungsergebnisse zu optimieren, scheinen trotzdem weiterhin die klinische Beurteilung von Patienten und die Expertise des medizinischen Personals die entscheidenden Faktoren zu sein, um einen effektiven und individualisierten Weaning-Plan für mechanisch ventilierte Patienten zu entwickeln. Die darauf basierende Entwicklung, Erprobung und Implementierung von Weaning-Protokollen wird in der Literatur empfohlen, um evidenzbasiert festzustellen, ob sie den Behandlungserfolg bei Intensivpatienten verbessern und die Autonomie der dortigen Fachpflegekräfte stärken (vgl. Elliot S., Morrell-Scott, N., 2017, S. 49).

Dr. Almuth Berg und Dr. Steffen Fleischer griffen in ihrem evidenzbasierten Literaturreview die Diskussion um den sinnvollen Einsatz von Weaning-Protokollen auf. Die Autoren kamen beim Vergleich von 17 Studien mit insgesamt 2.434 schwerkranken Patienten aus Amerika, Europa, Asien und Australien zum Ergebnis, dass der Einsatz von Weaning-Protokollen im Vergleich zum bisher üblichen Vorgehen nach ausschließlich klinischer Einschätzung die Beatmungsdauer um 26%, die Dauer der Entwöhnung um 70% und die Aufenthaltsdauer auf der Intensivstation um 11% verringerte. Bedeutend ist hierbei die Tatsache, dass in den meisten Studien die protokollgestützte Entwöhnung vom Respirator durch Pflegekräfte durchgeführt wurde (vgl. Berg, A., Fleischer, S., 2015).

Die deutschen Autoren Peter Nydahl und Oliver Rothaus verfassten im Jahr 2010 ein pflegespezifisches Beatmungskonzept. Bei der Entwicklung standen der in den vergangenen Jahren deutlich veränderte Aufgabenbereich der Pflege und die damit verbundene eigenverantwortliche Steuerung der Analgosedierung, das selbstständige Weanen nach interdisziplinären Absprachen anhand von bereichsspezifischen Algorithmen im Vordergrund. Die Autoren begründen die Entwicklung ihres Beatmungskonzeptes mit der durch Intensivpflegekräfte erwünschten Erweiterung ihres Aufgabenbereichs durch eigenverantwortliche Übernahme ärztlicher Tätigkeiten, da sie sich „durch die Zunahme an Verantwortung aufgewertet bzw. in ihrer Fachkompetenz bestätigt fühlen" (Nydahl, P., Rothaug, O., 2010, S. 75ff). Gemäß den Autoren ist es an der Zeit, anstelle der Erweiterung der ärztlich delegierbaren Tätigkeiten die Fachpflegekompetenz zu definieren und ein Konzept vorzustellen, dass „eine längst überfällige Antwort auf die Veränderungen der letzten Jahre bietet".

3.2.1. Überblick über die internationale Entwicklung

Internationale Veröffentlichungen und Studien der letzten drei Jahrzehnte belegen, dass Pflegekräfte auf Intensivstationen sehr oft an der Beatmungssteuerung beteiligt sind. Im Folgenden werden die Ergebnisse mehrerer Studien und Literaturreviews dargestellt, die sich mit der Thematik der Übernahme des Weaning-Prozesses mit anschließender Extubation durch Intensivpflegekräfte beschäftigen. Es werden insbesondere Quellen erwähnt, die sich mit dem Einfluss der Verwendung von Weaning-Protokollen und Guidelines befasst haben.

Im Jahr 1995 gingen Thorens et al. auf einer Intensivstation eines Schweizer Universitätskrankenhauses im Rahmen einer einjährigen Studie der Frage nach, inwieweit die Personaldichte einen Einfluss auf die Weaning-Erfolge bei Patienten mit COPD haben. Die Autoren dieser Studie vermuteten, dass die intensive Bezugspflege beim Patienten in Verbindung mit einer genauen Patientenbeobachtung das Weaning positiv beeinflussen könnte. Es stellte sich heraus, dass ein optimaler Personalschlüssel hochsignifikant mit einer verkürzten Dauer der Beatmung zusammenhängt (p=0,001). Weiterhin wurde der Einfluss von Weaning-Protokollen geprüft, um zu analysieren, ob die Patienten sich schneller durch die klinische Beurteilung von Ärzten (n=178) oder durch von der Pflege angewandte Weaning-Protokolle (n=179) entwöhnen ließen. Auch hier waren sowohl die kürzere Gesamtbeatmungszeit (p=0,029) als auch der frühere Beginn des fachpflegegeleiteten Weanings (p=0,016) in signifikantem Maß positiv hervorzuheben. Die Autoren schließen mit der These, dass Weaning durch Intensivpflegekräfte sicher ist und eine schnellere Entwöhnung vom Respirator begünstigt.

Zu einem ähnlichen Ergebnis kommt eine Studie aus dem Jahr 2000 aus Frankreich, die sowohl die Gesamtbeatmungszeit als auch die Aufenthaltsdauer von Patienten auf Intensivstationen in Zusammenhang mit einem fachpflegeführten Weaning analysiert hat. Auch sie bestätigt der Fachpflege eine deutlich schnellere Entwöhnung vom Respirator und einen kürzeren Zeitraum des Aufenthaltes der Interventionsgruppe auf der Intensivstation (jeweils p=0,02; vgl. Tonnelier et al. 2005).

Christoph Ley verweist in seinem Literaturreview zum Thema „Respiratorweaning durch Pflegekräfte" auf Cheryl Crocker, die zu den aufgeführten Studien die pflegerische Expertise betont, um „Weaning patientenorientiert durchzuführen und so letztlich auch Outcomes zu verbessern" (Ley, 2012; S. 3 nach Crocker, 2009).

Diana De eröffnet ihren im Jahr 2004 im British Journal of Nursing erschienenen Fachartikel „Clinical skills: a care plan approach to nurse-led extubation" (vgl. De, D. 2004) mit der Feststellung, dass eine Langzeitbeatmung von Patienten in einem intensivmedizinischen Umfeld im Rahmen des prolongierten Weanings hohe Sterblichkeitsraten, Infektionen der unteren Atemwege und Angstzustände der Patienten mit sich bringt. Sie beschäftigt sich mit der Überlegung, ob Intensivpflegekräfte die Hauptrolle im Weaning-Prozess übernehmen und somit die Gesamtbeatmungsdauer reduzieren und in ihrer führenden Stellung den Extubationsprozess während des Weanings beschleunigen könnten. Hierbei stellt sie aufgrund eigener Erfahrungen auf Intensivstationen fest, dass bereits zum Zeitpunkt des Erscheinens ihres Artikels im Jahr 2004 viele ursprünglich ärztliche Tätigkeiten wie die arterielle Blutgasanalyse, EKG-Auswertungen und die Beurteilung von hämodynamischen Flusskontrollen von Intensivpflegekräften durchgeführt wurden. Überdies führt die Autorin an, dass speziell im Umfeld kardiochirurgischer Intensivstationen die Extubation von entsprechend weitergebildetem Pflegepersonal übernommen wird. Dies habe nicht nur die physiologische und psychologische Erholung der Patienten verbessert, sondern auch zu einer Kostenreduktion durch geringere Liegedauer auf Intensivstationen und insgesamt im Krankenhaus geführt. Diana De betont im Verweis auf eine internationale Studie von Gale und Curry (vgl. Gale, C., Curry, S. 1999) ausdrücklich, dass Untersuchungen gravierende Unterschiede in den Weaning-Methoden zwischen Krankenhäusern unterschiedlicher Versorgungsstufen (lokal, national, international) festgestellt haben. In diesem Zusammenhang würden die Patienten explizit in jenen Häusern, die Weaning-Protokolle oder -Strategien verwenden, sehr viel schneller durch Intensivpflegekräfte extubiert als auf klassischen, Arzt-geführten Intensivstationen. Sie beurteilt damit die Rolle des Fachpflegepersonals auf Intensivstationen hinsichtlich des Weanings und der Extubation als Erfolg. Die Autorin verweist auf ein von Anderson und O'Brien im Jahr 1995 veröffentlichtes Konzept zum postoperativen Weaning und zur Extubation von Patienten auf Intensivstationen. Es wurde entwickelt, um Intensivpflegekräften das eigenständige Weaning samt Extubation zu überlassen, ohne sich mit den verantwortlichen Anästhesisten absprechen zu müssen und weist ihnen somit eine neue und herausfordernde Rolle zu (vgl. Anderson, O'Brien 1995).

Mit der Rolle von italienischen Intensivpflegekräften als unabhängige und eigenverantwortlich handelnde Entscheider bezüglich des Weanings und der Extubation von Patienten beschäftigten sich Villa et al. im Jahr 2012 in ihrer Studie „Nurses' near-decision-making process of postoperative patients' cardiosurgical weaning and extubation in an Italian environment" (vgl. Villa et al. 2012). Die Autoren untersuchten hierbei die Muster, nach denen das Intensivpflegepersonal unterschiedlicher Erfahrungslevels auf einer kardiochirurgischen Intensivstation eines Lehrkrankenhauses in Mailand seine Entschlüsse zur pflegeinitiierten Extubation traf. Sie mussten feststellen, dass dieses niemals alleine entschied, sondern sich in jedem Fall nach einer ausführlichen Datensammlung und Risikoabwägung mit anderen Pflegekräften abstimmte und die endgültige Entscheidung von den hauptverantwortlichen Ärzten genehmigen ließ. Dieser Entscheidungsprozess drückte ein Muster aus, das offenbar ungeschriebenen Regeln folgt. Die Autoren schließen mit dem Fazit, dass es unabdingbar sei, strukturell und kulturell gewachsene Faktoren zu berücksichtigen, wenn Intensivpflegekräfte unabhängige und verantwortungsvolle Entscheidungsträger werden und ihr volles Potential erreichen wollen.

Davidson et al. (2016) empfehlen in ihren Guidelines, dass bei mechanisch beatmeten Patienten ein dokumentierter Weaning-Plan verfolgt und die Spontanatmung so früh wie möglich umgesetzt werden sollte. Es sollte eine tägliche Einschätzung der Entwöhnbarkeit von der Beatmung („readiness to wean") vorgenommen werden und ebenso der Wechsel von kontrollierter zu assistierter Ventilation zeitnah erfolgen.

Hinsichtlich der Aus- und Weiterbildung von Fachpflegekräften bestehen international große Unterschiede. Im europäischen Rahmen wurde die primär qualifizierende Grundausbildung akademisiert; die weiterführenden Wege für die Intensivpflege befinden sich auf einem höheren Bildungsniveau. Die Basis hierfür bildet der im Jahr 2008 von den europäischen Institutionen verabschiedete Europäische Qualifikationsrahmen (EQR) als Referenzrahmen für den Vergleich unterschiedlicher nationaler Qualifikationssysteme. Im deutschsprachigen Raum (Deutschland, Österreich, Schweiz) ist eine formale Einstufung jedoch derzeit nicht konkret möglich. Auch eine Kombination von Anästhesie- und Intensivpflege wie in Deutschland existiert nur in Ausnahmefällen, z.B. in Polen (vgl. Busch, J., Wohlgehagen, J. 2014, S. 148). Außerhalb Europas ist die Tätigkeit als Intensivfachpflegekraft an postgraduale, weiterführende Qualifikationen sowie Erfahrungsjahre und die jeweiligen nationalen Rahmenbedingungen geknüpft. Länderübergreifend wird hierbei die Bezeichnung „specialist critical Care Nurse" verwendet. Die hierfür notwendigen Bildungsvoraussetzungen werden beispielhaft in den USA von der American Association of Critical-Care Nurses (AACN) oder in Australien vom Australian College of Critical Care Nurses (ACCCN) formuliert (vgl. Zhang et al. 2019).

3.2.2. Überblick über die Entwicklung in Deutschland
Der Prozess des Weanings, die Beatmungssteuerung, die Entscheidung, ob ein Weaning abgebrochen werden muss, und auch der Zeitpunkt der Extubation bedürfen, wie im Laufe dieser Arbeit ersichtlich wird, einer aufmerksamen Beobachtung und Überwachung des Patienten und seiner Reaktionen hinsichtlich der zunehmenden Eigenleistung bei der Atmung.

Um den Grad der hierfür notwendigen Autonomie der Entscheidungen und der Verantwortlichkeiten bei Beatmungs- und Weaning-Durchführung von Seiten des Intensivpflegepersonals in der Bundesrepublik Deutschland herauszufinden, wurde im Jahr 2010 vom Deutschen Institut für angewandte Pflegeforschung e.V. eine nicht repräsentative Onlineumfrage unter 460 Pflegenden auf Intensivstationen durchgeführt (vgl. Isfort et al. 2011). Die Mehrheit der Befragten bewertet die komplexe Steuerung der Beatmungstherapie sowie den Zeitpunkt der Extubation als gemeinschaftliche Aufgabe zwischen Ärzten und Intensivpflegepersonal. Die Entscheidung, ob ein Patient für das Weaning bereit ist, ob ein Weaning-Versuch abgebrochen werden muss oder welche Weaning-Methode angewandt wird, bewerten die Befragten zum Großteil als gemeinschaftlich-kooperative Aufgabe zwischen Ärzten und Intensivpflegenden.

Bezugnehmend hierauf, stellte Cheryl Crocker in ihrem Review zur Praxis des Weanings (vgl. Crocker, 2009) die Patientenzentrierung als entscheidenden Faktor heraus, der den Weaning-Erfolg beeinflusst. Sie hebt hierbei explizit die pflegerische Expertise bei kontinuierlicher, patientenzentrierter Versorgung hervor, betont jedoch auch, dass, wenn Weaning, wie es gefordert wird, „eine pflegerische Domäne werden soll, sich auch ein entsprechendes Verantwortungsbewusstsein etablieren muss" (Ley 2012, S. 97).

Sowohl die eingangs wiedergegebene Umfrage von 2011 (vgl. Isfort et al. 2011, S.4) als auch eine weitere Untersuchung zum Einfluss der Fachweiterbildung auf Arbeitsinhalte, Berufs- und Arbeitszufriedenheit von Intensivpflegekräften in Deutschland aus dem Jahr 2015 (Siegling, B., Isfort, M., 2015, S. 255) spiegeln das hohe Verantwortungsbewusstsein wider. Mit einer Häufigkeit von neun auf einer Skala von eins (nie) bis zehn (immer) bzw. einem Anteil von 77% gaben Pflegekräfte mit Fachweiterbildung an, dass sie eine hohe Eigenverantwortung besitzen, indem sie viele Maßnahmen wie die Beatmungseinstellung oder Sedierung selbstständig übernommen haben.

Die Entwicklung der Qualifizierung des Intensivpflegepersonals zeichnet sich in Deutschland durch Sonderwege in der berufsbegleitenden Weiterbildung aus. Selbst für den im Rahmen dieser Facharbeit beleuchteten, begrenzten Ausschnitt der Fachweiterbildung als Qualifikation im Bereich der Intensivpflege lässt sich nur schwer ein Überblick gewinnen. Die Regelung über die Weiterbildung liegt in der Hoheit der einzelnen Bundesländer; darüberhinaus existieren nicht-akademische, nicht-staatlich geregelte Berufsausbildungen und berufsqualifizierende Studiengänge. Deutschland nimmt somit im internationalen Vergleich eine Einzelposition ein (vgl. Busch, J., Wohlgehagen, J. 2014, S. 145-150). Erste Bemühungen zum Abgleich an internationale Standards gibt es jedoch.

Die DIVI (Deutsche Interdisziplinäre Vereinigung für Intensiv- und Notfallmedizin) als fach- und berufsgruppenübergreifende Organisation aller Professionen, die in der Intensivmedizin tätig sind, hat basierend auf der Schnittmenge der Kompetenzen von Ärzten und Fachpflegekräften im Jahr 2014 einen Kompetenzkatalog entwickelt. Dieser beinhaltet allgemeine und spezielle Kompetenzen für Intensivpflegekräfte, die als Empfehlung die Grundlage für zukünftige Weiterbildungen darstellen. Die Weiterbildungsinhalte wurden hierbei mit Kompetenzlevels nach dem Europäischen Qualifikationsrahmen (EQR) versehen. Hierbei wurde explizit auch das protokollbasierte Abtrainieren vom Respirator in die Kompetenzen der Intensivfachpflege aufgenommen (vgl. DIVI, 2014). Der im März 2000 verabschiedeten Lissabon-Strategie zur Förderung nationaler Weiterbildungsstrategien im Sinne der innereuropäischen Wettbewerbsfähigkeit folgten der Europäische Qualifikationsrahmen (EQR) und seit 2011 der Deutsche Qualifikationsrahmen (DQR) (vgl. Busch, J., Wohlgehagen, J. 2014, S. 145-150). Das Vorhalten eines Fachpflegestandards (DGAI, BDA, 2019) und die Definition von Vorbehaltsaufgaben für Intensivpflegekräfte mit Fachweiterbildung sind unter den Aspekten der Etablierung von akademisch ausgebildeten Pflegekräften und wachsender Komplexität in der Intensivpflege dringend erforderlich (vgl. Blanck-Köster et al. 2018). Auch die zunehmende Professionalisierung, Akademisierung und Differenzierung der Intensivfachpflege bergen hochwertiges Lösungspotenzial für die zukünftigen Herausforderungen im Gesundheitswesen (vgl. Mewes, H. 2019, S. 21-25).

Müller-Wolff et al. (2019) fordern in ihren fünf Expertenthesen zur Intensivpflege die Ablösung des „in der BRD tradierte(n) – aber international überholt(en) – System(s) der Delegation von ärztlichen Tätigkeiten" durch fachlich getriggerte Allokation. Aufgabenbereiche wie die Beatmungstherapie und Steuerung der Medikation sollen danach – ganz am Patientenbedarf ausgerichtet – an fachlich qualifizierte Pflegende übertragen werden (vgl. Müller-Wolff et al. 2019, S. 2). Es muss ein Bewusstseinswandel hinsichtlich der Bedeutung der Pflege angestoßen werden. Nur mit ausreichendem, qualifiziertem und motiviertem Personal kann die Sicherheit der Patientenversorgung gewährleistet werden. Auch die Einführung der Pflegepersonaluntergrenzenverordnung (PpUGV) für Mindestpersonalbesetzungsquoten in pflegesensitiven Bereichen wie der Intensivstation aus dem Jahr 2021 ist ein begrüßenswerter Schritt in diese Richtung (vgl. Aktionsbündnis Patientensicherheit e.V. 2018, S. 2).

4. Fazit

Der Erfolg des Weanings wird sowohl durch klinische Entscheidungen als auch durch Organisationsstrukturen beeinflusst. Die in dieser Facharbeit dargelegten Erkenntnisse lassen allesamt darauf schließen, dass die Versorgungssicherheit von Patienten mit dem Vorhandensein von qualifiziertem Intensivpflegepersonal steht und fällt. In diesem Zusammenhang ist eine Verbesserung der Personalbesetzung auf Intensivstationen in jedem Fall erforderlich, um die Patientensicherheit zu garantieren. Die derzeitige Entwicklung im Rahmen der Pflegepersonaluntergrenzenverordnung, aber auch die Anstrengungen verschiedener Berufsverbände sind berufspolitisch hierbei sicherlich ein Schritt in die richtige Richtung.

Betrachtet man die Situation auf internationaler Ebene, so ist hier die Übernahme hochspezialisierter Tätigkeiten bereits seit vielen Jahren Bestandteil des alltäglichen Handelns von Intensivpflegekräften mit entsprechenden Zusatzqualifikationen und führt einstimmig zu einer schnelleren Entwöhnung von beatmeten Patienten, einer verkürzten Gesamtbeatmungsdauer und insgesamt einem kürzeren Intensivaufenthalt. Intensivpflegekräfte weisen während ihrer Arbeit eine besondere Nähe zum Patienten auf. Die Übernahme der Hauptrolle durch Fachpflegepersonal im Weaning-Prozess half studienübergreifend, das Outcome der Patienten zu verbessern und kann somit als Erfolg gewertet werden.

Eine große Bedeutung kommt der Aufwertung des Pflegeberufs zu. Die Übertragung von bisher ärztlichen Aufgaben an Fachpflegepersonal wie dem Weaning und der Extubation würde zu einer deutlichen Steigerung der Wertschätzung führen und ihre in den letzten Jahren gewachsene Fachkompetenz bestätigen. Hinsichtlich der haftungsrechtlichen Problematik bei der Übernahme heilkundlicher Tätigkeiten durch Pflegepersonal herrscht in der Fachliteratur Einigkeit darüber, dass hierfür als Ausweg aus der derzeit herrschenden rechtlichen Grauzone eine klare Grenzziehung zwischen ärztlichen und pflegerischen Tätigkeiten und entsprechender Qualifikationen unumgänglich ist, wofür bereits verschiedene Ansätze verfolgt werden. Von essentieller Bedeutung sind in diesem Zusammenhang schriftliche Vorgaben wie SOPs, Guidelines und Weaning-Protokolle, um die Eigenverantwortlichkeit von Intensivfachpflegepersonal rechtlich abzusichern und ihnen mehr Entscheidungsspielraum zu geben. Unabhängig davon führt die auf Landesebene geregelte Divergenz der Berufsbilder dazu, dass momentan keine einheitlichen Aus- oder Weiterbildungsbildungsstandards existieren. Es ist daher dringend darauf hinzuarbeiten, dass – wie am Beispiel des von der DIVI dem Europäischen Qualifikationsrahmen (EQR) folgend erstellten Kompetenzkatalog für Intensivpflegekräfte – die theoretischen Kenntnisse und praktischen Fertigkeiten für die Übernahme ärztlicher Tätigkeiten Bestandteil der intensivmedizinischen Weiterbildung für Pflegekräfte werden.

Basierend auf der in dieser Facharbeit analysierten Situation in der Intensivpflege würde eine Neuausrichtung der grundständigen und weiterführenden Berufsqualifikation von Intensivpflegekräften unter Berücksichtigung der genannten Maßnahmen und Empfehlungen ein deutliches Signal zur Aufwertung des Berufsbildes setzen. Die hieraus resultierende Erweiterung der fachpflegerischen Kompetenzen und Handlungsautonomie eröffnet neue berufliche Perspektiven, führt zu internationaler Vergleichbarkeit und lässt das gesamte Arbeitsfeld deutlich an Attraktivität gewinnen.

Literaturverzeichnis

Achterfeld, C. (2014) Aufgabenverteilung im Gesundheitswesen : rechtliche Rahmenbedingungen der Delegation ärztlicher Leistungen. Berlin [u.a.]: Springer (Kölner Schriften zum Medizinrecht).

Aktionsbündnis Patientensicherheit e.v. (2018) 'Stellungnahme des Aktionsbündnis Patientensicherheit e.v. zum Referentenentwurf eines Gesetzes zur Stärkung des Pflegepersonals (Pflegepersonal-Stärkungs-Gesetz (PpSG))'. Quelle: https://www.bundestag.de/resource/blob/807670/b3b6556159fe2c58bed4230551523f9e/19_14_0250-4-_Aktionsbuendnis-Patientensicherheit-Personalbemessung-Krankenhaus-data.pdf (Letzter Zugriff am 25.01.2022).

Anderson, J. und O'Brien, M. (1995) 'Challenges for the future: the nurse's role in weaning patients from mechanical ventilation.', *Intensive & critical care nursing*, 11(1), S. 2–5. doi:10.1016/s0964-3397(95)81126-5.

Berg, A. (2015) 'Sind Weaningprotokolle sinnvoll?', *Die Schwester, der Pfleger*. Hrsg.: S. Fleischer, 12, S. 92.

Blackwood, B., Burns, Karen E. A., Cardwell, Chris R., O'Halloran. P. (2014) 'Protocolized versus non-protocolized weaning for reducing the duration of mechanical ventilation in critically ill adult patients.', *The Cochrane database of systematic reviews*, 2014(11), S. CD006904. doi:10.1002/14651858.CD006904.pub3.

Blanck-Köster, K., Becker, T., Gaidys, U., Keienburg, C., Kaltwasser, A., Schäfer, A. (2018) 'Wissenschaftliche Weiterentwicklung in der Intensivpflege: Positionspapier', *Medizinische Klinik - Intensivmedizin und Notfallmedizin*, 113. doi:10.1007/s00063-018-0496-9.

Bundesärztekammer (2018) '(Muster-)Weiterbildungsordnung 2018 in der Fassung vom 26.06.2021'. Quelle: https://www.bundesaerztekammer.de/fileadmin/user_upload/downloads/pdf-Ordner/Weiterbildung/20210630_MWBO_2018.pdf (Letzter Zugriff am 11.01.2022).

Bundesärztekammer und Kassenärztliche Bundesvereinigung (2008) 'Persönliche Leistungserbringung - Möglichkeiten und Grenzen der Delegation ärztlicher Leistungen'. Quelle: https://www.bundesaerztekammer.de/fileadmin/user_upload/downloads/Empfehlungen_Persoenliche_Leistungserbringung.pdf (Letzter Zugriff am 12.01.2022).

Bundesgerichtshof (1975) 'Urteil VI ZR 72/74'. Quelle: https://www.prinz.law/urteile/bgh/VI_ZR__72-74 (Letzter Zugriff am 12.01.2022).

Busch, J. und Wohlgehagen, J. (2014) 'Nationale und europäische Weiterbildungen für die Intensivpflege', *Intensiv : Fachzeitschrift für Intensivpflege und Anästhesie*, (3/14), S. 145–150.

Crocker, C. (2009) 'Weaning from ventilation - current state of the science and art', *Nursing in critical care*, 14(4), S. 185–190. doi:10.1111/j.1478-5153.2009.00334.x.

Davidson, A.C., Banham, S., Elliott, M., Kennedy, D., Gelder, C., Glossop, A., Church, A. C., Creagh-Brown, B., Dodd, J. W., Felton, T., Foëx, B., Mansfield, L., McDonnell, L., Parker, R., Patterson, C. M., Sovani, M., Thomas, L. (2016) 'BTS/ICS guideline for the ventilatory management of acute hypercapnic respiratory failure in adults.', *Thorax*, 71 Suppl 2, S. ii1-35. doi:10.1136/thoraxjnl-2015-208209 (Letzter Zugriff am 27.01.2022).

De, D. (2004) 'Clinical skills: a care plan approach to nurse-led extubation.', *British journal of nursing (Mark Allen Publishing)*, 13(18), S. 1086–1090. doi:10.12968/bjon.2004.13.18.16142 (Letzter Zugriff am 23.01.2022).

Deutscher Pflegerat e.V. (2004) 'Rahmen - Berufsordnung für professionell Pflegende'. Quelle: https://deutscher-pflegerat.de/wp-content/uploads/2020/04/Rahmen-berufsordnung.pdf (Letzter Zugriff am 06.01.2022).

DGAI und BDA (2007) 'Ärztliche Kernkompetenz und Delegation in der Intensivmedizin', *A&I*. Januar 2019, S. 4–5.

DGAI und DIVI (2021) 'S3-Leitlinie Analgesie, Sedierung und Delirmanagement in der Intensivmedizin (DAS-Leitlinie 2020) AWMF-Registernummer: 001/012'. Quelle: https://www.awmf.org/uploads/tx_szleitlinien/001-012l_S3_Analgesie-Sedierung-Delirmanagement-in-der-Intensivmedizin-DAS_2021-08.pdf (Letzter Zugriff am 15.01.2022).

DGF, D. (2021) 'Stellungnahme zur Stärkung und Zukunft der Intensivpflege in Deutschland'. Quelle: https://www.divi.de/empfehlungen/publikationen/viewdocument/5570/stellungnahme-zur-staerkung-und-zukunft-der-intensivpflege-09-03-2021 (Letzter Zugriff am 06.01.2022).

Difficult Airway Society (2011) 'DAS Extubation Guidelines: 'At risk'algorithm'. Quelle: https://das.uk.com/files/DASExtubation-Guidelines-Atrisk-algorithm.pdf (Letzter Zugriff am 22.01.2022).

DIVI (2014) 'Kompetenzkatalog Intensivpflege Empfehlungen der DIVI'. Quelle: https://www.divi.de/empfehlungen/publikationen/viewdocument/75/20140521-publikationen-kompetenzkatalog-intensivpflege.pdf (Letzter Zugriff am 07.01.2022).

Elliott, S. und Morrell-Scott, N. (2017) 'Care of patients undergoing weaning from mechanical ventilation in critical care.', *Nursing standard (Royal College of Nursing (Great Britain) : 1987)*, 32(13), S. 41–51. doi:10.7748/ns.2017.e10854 (Letzter Zugriff am 10.12.2021).

Gale, C. und Curry, S. (1999) 'Evidencing nurse-led accelerated extubation post-cardiac surgery', *Nursing in critical care*, 4, S. 165–170.

Geiseler, J. und Kelbel, C. (2016) 'Entwöhnung von der mechanischen Beatmung: Weaningkategorien und Weaningkonzepte', *Medizinische Klinik, Intensivmedizin und Notfallmedizin*, 111(3), S. 208–214. doi:10.1007/s00063-016-0147-y (Letzter Zugriff am 10.12.2021).

Gesetz- und Verordnungsblatt für Berlin, G. (1985) Weiterbildungs- und Prüfungs-ordnung für Krankenschwestern, Krankenpfleger, Kinderkrankenschwestern und Kinderkrankenpfleger in der Intensivmedizin und Anästhesie. Quelle: https://ge-setze.berlin.de/perma?d=jlr-IMedKrSchwuaWeitBiPrOBEpELS (Letzter Zugriff am 06.01.2022).

Gesetz- und Verordnungsblatt für das Land Brandenburg, G. (2008) Weiterbildungs- und Prüfungsverordnung für Gesundheits- und Krankenpflegerinnen/Kranken-pfleger und Gesundheits- und Kinderkrankenpflegerinnen/Kinderkrankenpfleger in der Intensivpflege und Anästhesie. Quelle: https://bravors.brandenburg.de/ver-ordnungen/iuawbv_2008 (Letzter Zugriff am 27.01.2022).

Goodman, S. (2006) 'Implementing a protocol for weaning patients off mechanical ventilation.', *Nursing in critical care*, 11(1), S. 23–32. doi:10.1111/j.1362-1017.2006.00146.x (Letzter Zugriff am 23.01.2022).

Hintzenstern, U. von und Bein, T. (2007) *Praxisbuch Beatmung*. 4. Aufl., München [u.a.]: Elsevier, Urban & Fischer.

Höfert, R. (2011) *Von Fall zu Fall - Pflege im Recht : Rechtsfragen in der Pflege von A - Z*. 3., überarb. und erw. Aufl. Berlin [u.a.]: Springer.

Intensive Care Society (2007) 'National guidelines - when and how to wean'. Quelle: http://www.ics.ac.uk/intensive_care_professional/standards_and_guidelines/weaning_guidelines_2007_ (Letzter Zugriff am 10.11.2021).

Isfort, M., Rose, L., Schubert, R., Brühe, R. (2011) 'Beatmung und Weaning Pfle-gende übernehmen vielfach die Steuerung', *Pflegeintensiv*, p. 2011.

Isfort, M., Weidner, F. und Gehlen, D. (2012) 'Pflege-Thermometer 2012 - Eine bun-desweite Befragung von Leitungskräften zur Situation der Pflege und Patienten-versorgung auf Intensivstationen im Krankenhaus'. Deutsches Institut für ange-wandte Pflegeforschung e.V. Quelle: https://www.dip.de/fileadmin/data/pdf/projek-te_DIP-Institut/Pflege_Thermometer_2012.pdf (Letzter Zugriff am 12.01.2021).

Kehl, F. und Wilke, H.-J. (2013) Anästhesie. Fragen und Antworten: 1655 Fakten Für Die Facharztprüfung und das Europäische Diplom für Anästhesiologie und Inten-sivmedizin (DESA). Berlin, Heidelberg: Springer Berlin / Heidelberg.

Keienburg, C. A. (2016) 'Das sollten Sie können! Pflegerische Expertise beim Wea-ning', *Intensiv : Fachzeitschrift für Intensivpflege und Anästhesie*, (6/16), S. 310–317.

Ley, C. (2012) 'Respiratorweaning durch Pflegekräfte', Intensiv : Fachzeitschrift für Intensivpflege und Anästhesie, 20(2), S. 94–97. doi:10.1055/s-0032-1304785.

Mewes, H.-C. (2019) 'Arbeitsteilung und Kongruenz im Arbeitsprozess', *Intensiv : Fachzeitschrift für Intensivpflege und Anästhesie*, (1/19), S. 21–25.

Müller, E. und Baumhöfener, I. (2000) Beatmung : wissenschaftliche Grundlagen, aktuelle Konzepte, Perspektiven. Stuttgart [u.a.]: Georg Thieme Verlag KG.

Müller-Wolff, T., Ullrich, L., Zerrgiepel, D., van den Hoover, T. (2019) 'Fünf Expertenthesen zur Intensivpflege'. Quelle: https://www.divi.de/images/Dokumente/
190919-divi-fuenf-expertenthesen-intensivpflege-mueller-wolff-et-al-divi-zeit-
schrift.pdf (Letzter Zugriff am: 06.01.2022).

Niesel, H.C. (2003) '3.5 Fachliche Zuständigkeit und rechtliche Verantwortung', in
Lokalanästhesie, Regionalanästhesie, Regionale Schmerztherapie. 2., überarbei-
tete Auflage. Stuttgart: Georg Thieme Verlag. doi:10.1055/b-0034-46275.

Nydahl, P. und Rothaug, O. (2010a) 'Ein Pflege-Beatmungskonzept – Teil 1', *Intensiv : Fachzeitschrift für Intensivpflege und Anästhesie*, 18(2), S. 75–81.
doi:10.1055/s-0030-1251488.

Nydahl, P. und Rothaug, O. (2010b) 'Ein Pflege-Beatmungskonzept – Teil 2', *Intensiv : Fachzeitschrift für Intensivpflege und Anästhesie*, 18(3), S. 131–137.
doi:10.1055/s-0030-1253481.

Oczenski, W. (2012) *Atmen - Atemhilfen : Atemphysiologie und Beatmungstechnik*.
9., überarb. und erw. Aufl. Stuttgart [u.a.]: Thieme.

Popat, M., Mitchell, V., David, R., Patel, A., Swampillai. C., Higgs, A. (2012) 'Difficult
Airway Society Guidelines for the management of tracheal extubation.', *Anaes-
thesia*, 67(3), S. 318–340. doi:10.1111/j.1365-2044.2012.07075.x (Letzter Zugriff
am 13.01.2022).

Schäfer, S., Kirsch, F., Scheuermann, G., Wagner, R. (2019) *Fachpflege Beatmung*.
8. Auflage. München: Elsevier.

Scherer, R.U. (2000) Anästhesiologie : ein handlungsorientiertes Landbuch. Stuttgart: Georg Thieme Verlag KG.

Schönhofer, B., Geiseler, J., Braune, S., Dellweg, D., Fuchs, H., Hirschfeld-Araujo,
J., Janssens, U., Mörer, O., Rollnik, J., Rosseau, S., Schreiter, D., Weber-Cars-
tens, S., Windisch, W., Westhoff, M. (2019) 'Prolongiertes Weaning. S2k-Leitlinie
herausgegeben von der Deutschen Gesellschaft für Pneumologie und Beat-
mungsmedizin e.V.' AWMF online. Quelle: https://www.awmf.org/uploads/tx_sz-
leitlinien/020-015l_S2k_Prolongiertes_Weaning_2019_09_1.pdf (Letzter Zugriff
am 06.01.2022).

Siegling, B. und Isfort, M. (2015) 'Machen Fachweiterbildungen zufriedener?', *Intensiv : Fachzeitschrift für Intensivpflege und Anästhesie*, (5/15), S. 250–257.

Teising, D. und Tönsfeuerborn, H. (2021) 'Schmerzmanagement, Sedierung und
Delir', in Tönsfeuerborn, H. et al. (eds) *Neonatologische und pädiatrische Inten-
siv- und Anästhesiepflege*. Berlin, Heidelberg: Springer Berlin Heidelberg, S.
147–161. doi:10.1007/978-3-662-62902-4_5.

Thorens, J.B., Kaelin, R. M., Jolliet, P., Chevrolet, J. C. (1995) 'Influence of the qua-
lity of nursing on the duration of weaning from mechanical ventilation in patients
with chronic obstructive pulmonary disease.', *Critical care medicine*, 23(11), S.

1807–1815. doi:10.1097/00003246-199511000-00004 (Letzter Zugriff am 21.03.2022).

Tonnelier, J.-M., Prat, G., Le Gal, G., Gut-Gobert, C., Renault, A., Boles, J.-M., L'Her, E. (2005) 'Impact of a nurses' protocol-directed weaning procedure on outcomes in patients undergoing mechanical ventilation for longer than 48 hours: a prospective cohort study with a matched historical control group', *Critical care (London, England)*. 2005/01/17 edn, 9(2), S. R83–R89. doi:10.1186/cc3030 (Letzter Zugriff am 10.12.2021).

Trojan, S. und Wappler, F. (2011) 'Schmerztherapie in der Intensivmedizin'. Quelle: https://www.ai-online.info/abstracts/pdf/dacAbstracts/2011/249_trojan.pdf (Letzter Zugriff am 15.01.2022).

Trummer, G. (2011) 'Beatmung leichter gemacht', *Zeitschrift für Herz-, Thorax- und Gefäßchirurgie*, 25(5), S. 279. doi:10.1007/s00398-011-0872-8.

Ullrich, L., Stolecki, D. und Grünewald, M. (2010) *Intensivpflege und Anästhesie*. 2. Auflage. Hrsg.: L. Ullrich und D. Stolecki. Georg Thieme Verlag.

Villa, G., Manara, D. und Palese, A. (2012) 'Nurses' near-decision-making process of postoperative patients' cardiosurgical weaning and extubation in an Italian environment', *Intensive & critical care nursing*, 28(1), S. 41–49. doi:10.1016/j.iccn.2011.10.007 (Letzter Zugriff am 10.12.2021).

Wanka, K. (2005) 'Teamwork in der Intensivmedizin', *Heilberufe - Das Pflegemagazin*, (2.2005), S. 40–42.

White, V., Currey, J. und Botti, M. (2011) 'Multidisciplinary team developed and implemented protocols to assist mechanical ventilation weaning: a systematic review of literature.', *Worldviews on evidence-based nursing*, 8(1), S. 51–59. doi:10.1111/j.1741-6787.2010.00198.x (Letzter Zugriff am 14.01.2022).

Wortha-Hoyer, J. (2018) 'Ganz neu aufgestellt', Intensiv : Fachzeitschrift für Intensivpflege und Anästhesie, (2/18), S. 65–69.

Zhang, X., Meng, K. und Chen, S. (2019) 'Competency framework for specialist critical care nurses: A modified Delphi study', *Nursing in Critical Care*, 25. doi:10.1111/nicc.12467 (Letzter Zugriff am 23.01.2022).

Rechtsquellenverzeichnis

BGB   Bürgerliches Gesetzbuch in der Fassung der Bekanntmachung vom 2. Januar 2002 (BGBl. I S. 42, 2909; 2003 I S. 738), das zuletzt durch Artikel 2 des Gesetzes vom 21. Dezember 2021 (BGBl. I S. 5252) geändert worden ist

GVBl   Gesetz- und Verordnungsblatt für das Land Brandenburg in der Fassung vom 26. Februar 2004 (GVBl.II/04, [Nr. 08], S. 246), das zuletzt durch Artikel 9 des Gesetzes vom 11. Juni 2008 (GVBl.I/08, [Nr. 08], .S. 134, 144) geändert worden ist

GVBl   Gesetz- und Verordnungsblatt für das Land Berlin in der Fassung vom 15.01.1985 (Gliederungs-Nr. 2124-4-2)

KrPflG   Gesetz über die Berufe in der Krankenpflege (Krankenpflegegesetz - KrPflG) Artikel 1 G. v. 16.07.2003 BGBl. I S. 1442; zuletzt geändert durch Artikel 12 G. v. 15.08.2019 BGBl. I S. 1307; aufgehoben durch Artikel 15 G. v. 17.07.2017 BGBl. I S. 2581

PflBG   Gesetz über die Pflegeberufe (Pflegeberufegesetz - PflBG) in der Fassung vom 17.07.2017 (BGBl. I S. 2581), das zuletzt durch Artikel 9a des Gesetzes vom 11. Juli 2021 (BGBl. I S. 2754) geändert worden ist

SGB   Fünftes Buch Sozialgesetzbuch – Gesetzliche Krankenversicherung – Artikel 1 des Gesetzes vom 20.12.1988 (BGBl. I S. 2477), in Kraft getreten am 01.01.1989, 01.01.1990 bzw. 01.01.1991 zuletzt geändert durch Gesetz vom 10.12.2021 (BGBl. I S. 5162) m.W.v. 12.12.2021 Stand: 01.01.2022 aufgrund Gesetzes vom 22.11.2021 (BGBl. I S. 4906)

WBluAVO   Landesverordnung über die Weiterbildung und Prüfung von Pflegefachkräften für Intensivpflege und für Anästhesiepflege (WBluAVO) in der Fassung vom 11. Oktober 2018, zuletzt geändert am 23.06.2020 für das Land Schleswig-Holstein

Abbildungsverzeichnis

Abkürzungs- und Symbolverzeichnis

ACVB	arteriocoronarer Venenbypass
AF	Atemfrequenz
BGA	Blutgasanalyse
BGB	Bürgerliches Gesetzbuch
bzw.	beziehungsweise
bzgl.	bezüglich
COPD	Chronic obstructive pulmonary disease
DQR	Deutscher Qualifikationsrahmen
EKG	Elektrokardiogramm
EQR	Europäischer Qualifikationsrahmen
et al.	et alii, et alias (und andere)
evtl.	eventuell
f.	folgende
ff.	und die folgenden
F_iO_2	inspiratorische Sauerstofffraktion
ggf.	gegebenenfalls
KrPflG	Krankenpflegegesetz
NIV	nicht invasive Ventilation
PACU	post anaesthesia care unit
p_aO_2	arterieller Sauerstoffpartialdruck
PEEP	positiv endexspiratorischer Druck
PflBG	Pflegeberufegesetz
PfWG	Pflege-Weiterentwicklungsgesetz
pH	Potential des Wasserstoffs, lat. pondus hydrogenii
PpUGV	Pflegepersonaluntergrenzenverordnung
RASS	Richmond Agitation Sedation Score
RSBI	Rapid Shallow Breathing Index
S_aO_2	Arterielle Sauerstoffsättigung
SGB	Sozialgesetzbuch
SBT	Spontanatemversuch (spontaneous breathing trial)
S_pO_2	Pulsoxymetrisch bestimmte periphere Sauerstoffsättigung
u.a.	unter anderem
vgl.	vergleiche
V_{tidal}	Tidalvolumen, Atemzugvolumen
WPO	Weiterbildungs- und Prüfungsordnung
z.B.	zum Beispiel

BEI GRIN MACHT SICH IHR WISSEN BEZAHLT

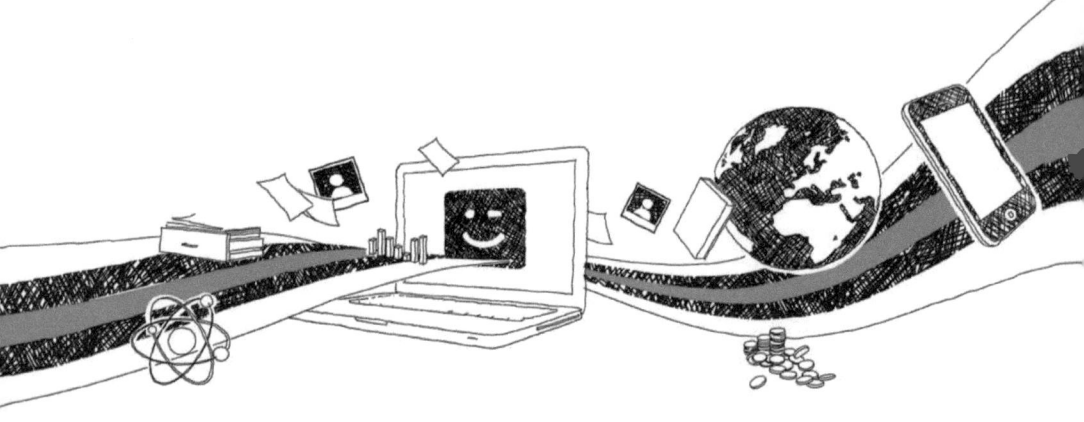

- Wir veröffentlichen Ihre Hausarbeit,
  Bachelor- und Masterarbeit

- Ihr eigenes eBook und Buch -
  weltweit in allen wichtigen Shops

- Verdienen Sie an jedem Verkauf

**Jetzt bei www.GRIN.com hochladen
und kostenlos publizieren**

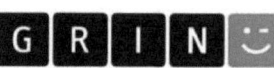